AF356018

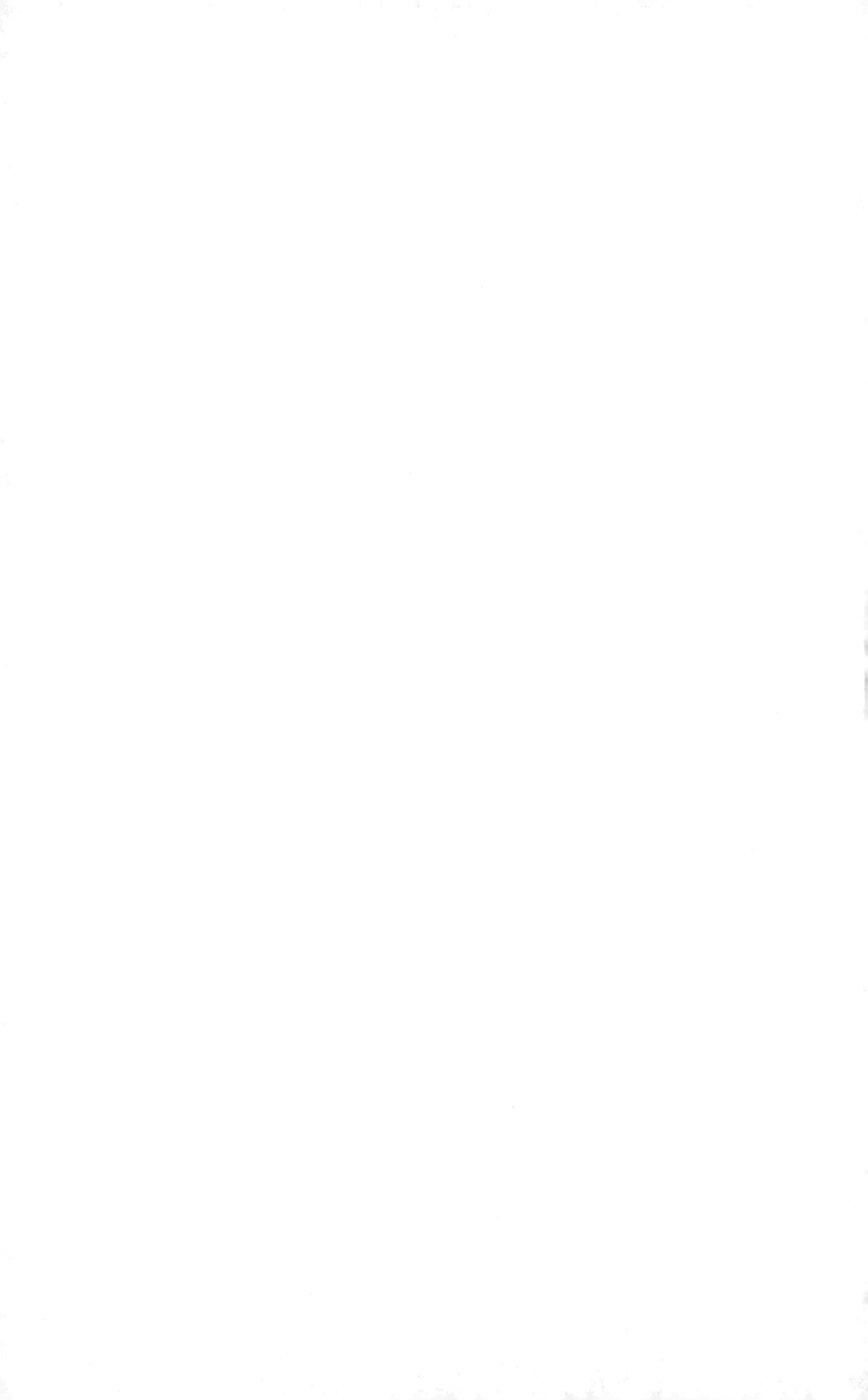

DU DOCTEUR AUZOUX,

rue Antoine-Dubois, 2, place de l'École de Médecine.

MACHOIRES DU CHEVAL ET DU BOEUF,

ACCUSANT NETTEMENT L'AGE AUX DIFFÉRENTES ÉPOQUES DE LA VIE.

NOTE DE L'AUTEUR.

Nous nous sommes borné à reproduire, aussi fidèlement qu'il nous a été possible, des mâchoires naturelles prises dans notre collection et dans les collections de l'École vétérinaire d'Alfort; nous avons choisi les plus beaux types, et nous avons été aidé dans ce choix par M. le professeur Renault, directeur de cette école, auquel nous offrons nos remercîments et pour ses savants conseils et pour la bienveillance avec laquelle il a mis à notre disposition cette riche collection.

Comme complément de notre travail, nous avons cru devoir consacrer une courte description à chaque pièce de notre collection, et afin de bien fixer la valeur que nous attachons à certains mots fréquemment employés par les vétérinaires dans des sens différents, nous en donnons la définition.

1

Nous appelons :

Couronne de la dent, la portion qui se trouve en dehors de la gencive;

Table de la dent, surface par laquelle les dents de la mâchoire inférieure et les dents de la mâchoire supérieure se touchent;

Face labiale de la dent, la face externe de la couronne qui correspond aux lèvres;

Face buccale, la face de la couronne qui correspond à la cavité de la bouche, que les vétérinaires appellent *avale, avalante;*

Dent vierge, la dent dont l'émail est encore intact au bord labial et au bord buccal;

Dent presque vierge, celle dont le bord buccal seulement est sans trace d'usure et encore plus bas que le bord labial dont l'émail est plus ou moins altéré;

Dent rasée, celle dont le bord labial et le bord buccal se trouvent au même niveau, présentent des traces d'usure, et laissent entre eux une cavité appelée *cône dentaire.*

Dans le bœuf et le mouton, on dit que la dent est *rasée* lorsque le bord tranchant de la dent, qui dans son état d'intégrité était arrondi de droite à gauche, est usé, déprimé, et mis sur un plan presque horizontal avec la dent voisine;

Dent nivelée, celle dont le cône dentaire a disparu par suite d'usure de la couronne, et dont la table, lisse, unie, de niveau dans tous ses points, ne présente qu'un reste de l'émail central qui formait le *cornet dentaire.*

Dans les ruminants, la dent est *nivelée* lorsque la face labiale de la dent et la face buccale sont arrivées au même niveau et que la table de la dent présente une surface plane, plus ou moins quadrilatère ;

Cône dentaire, cavité que l'on remarque sur la table de la dent encore jeune, et qui s'enfonce plus ou moins profondément dans la couronne et jusque dans une partie de la racine ;

Cornet dentaire formé par la réflexion de l'émail, qui, en s'enfonçant dans la dent, constitue les parois du *cône dentaire* ;

Cavité dentaire, cavité qui se remarque à la racine de la dent, pénètre dans son épaisseur, remonte plus ou moins haut dans la couronne ; cette cavité loge les vaisseaux et les nerfs dentaires ;

Étoile radicale, formée par la cavité dentaire qui se trouve entamée par suite de l'usure de la dent ; elle se remarque entre les restes du cornet dentaire et le bord externe de la dent sous forme d'une zone d'abord transversale et jaunâtre, puis ronde et grisâtre, ensuite blanche allongée, d'avant en arrière ; on la voit paraître aux incisives à huit ans, aux mitoyennes et aux coins un peu plus tard ;

Émail de la dent, espèce de croûte blanche, brillante, qui forme l'enveloppe extérieure de la dent, qui se réfléchit sur la couronne, s'y enfonce pour former le *cornet dentaire*, ce qui a fait distinguer l'émail

En émail central

Et émail d'encadrement ;

Substance éburnée ou *ivoire de la dent*, matière moins dure, moins brillante, moins transparente que l'émail, qui forme en très-grande partie la substance centrale de la dent ;

Cément, substance moins dure que les deux premières, répandue sur l'émail, et qui a beaucoup d'analogie avec la matière tartreuse dont s'incruste la dent humaine (1).

(1) Pour les personnes qui voudront avoir, sur la formation, la texture, l'organisation et l'usure des dents du cheval, des détails plus étendus, nous les invitons à se procurer :

Un excellent ouvrage intitulé : *De la conformation du cheval suivant les lois de la physiologie et de la mécanique*, par M. Richard, médecin vétérinaire, docteur en médecine, ancien professeur et directeur de l'École des haras ;

Le *Traité de l'âge du cheval*, par N. F. Girard ;

Le *Traité de l'extérieur du cheval*, par F. Lecoq, professeur et directeur de l'École vétérinaire de Lyon ;

Le *Cours d'hippiatrique à l'usage des officiers*, par le général Jacquemin, tout petit volume in-32, sur lequel se trouve un excellent résumé de ce qui a été publié jusqu'à ce jour :

Ouvrages qui laissent peu de chose à désirer sur cette matière, et qui nous ont été d'une grande utilité.

MACHOIRES DU CHEVAL.

*Collection accusant nettement l'âge aux différentes
époques de la vie, composée :*

1° D'un tableau montrant en relief la forme et
l'organisation des dents;

2° De trente bouts de mâchoires de tous les
âges, depuis la naissance jusqu'à la vieillesse la
plus avancée, avec des exemples de bégu, de tiqueur, d'usure irrégulière des dents, et des frau-
des employées pour vieillir ou rajeunir les chevaux.

Prix de la collection complète, 200 fr.

Du tableau seul, 15 fr.

De chaque bout de mâchoire pris sé-
parément, 7 fr.

N° 1. — *Tableau* montrant en relief la forme et
l'organisation des dents du cheval.

I. — *Pince de poulain* de trois mois, vue par
sa face externe.

II. — *La même,* vue par sa face buccale ou interne.

III. — *La même,* coupée longitudinalement et
d'avant en arrière pour montrer, *a* le cornet
dentaire, *b* la cavité dentaire renfermant les vaisseaux nourriciers.

IV. — *Pince d'un poulain de quinze mois,* vue par sa face externe.

V. — *La même,* vue par sa face buccale sur laquelle on remarque l'altération de la racine déterminée par le développement de la dent de remplacement.

VI. — *Pince de deux ans* dont le cornet dentaire a presque complétement disparu; racine en partie détruite dans presque toute sa longueur.

VII. — *Pince d'un cheval de cinq ans* que l'on peut détacher du tableau, voir par toutes ses faces; à laquelle on a ajouté la portion de la couronne qui déjà avait été détruite par deux ans d'usure.

VIII. — *Pince vierge de trois ans,* fendue dans toute sa longueur, pour montrer, *a* le cône dentaire, *b* le cornet dentaire résultant de la réflexion de l'émail, *c* la substance éburnée, *d* la cavité dentaire, *e* les vaisseaux dentaires. Des lignes transversales indiquent l'usure qu'éprouve la dent chaque année.

IX. — *Pince coupée transversalement* en cinq fragments, montrant la différence que présente la forme de la dent par suite d'usure à trois ans, cinq ans, huit ans, douze ans, vingt ans.

X. — *Crochet de cinq ans* divisé dans toute sa longueur, pour montrer comment dans cette dent il n'y a point de réflexion de l'émail.

XI. — *Crochet* montrant à la face buccale de la couronne les éminences et les cannelures caractéristiques de sa virginité.

XII. — *Molaire vierge* montrant la réflexion

de l'émail et les éminences que présente la table.

XIII. — *Table d'une molaire encore jeune*, montrant la disposition de l'émail et de la substance éburnée.

XIV. — *Molaire vieille nivelée*, ne présentant plus de traces des éminences qui se remarquent sur la table de la dent jeune.

XV. — *Dent molaire inférieure complète*, dont on peut voir la disposition de la table de la couronne et de la racine (1).

N° 2. — *Mâchoire de poulain nouvellement né* : apparition des pinces. La teinte différente que présente à sa pointe la face labiale de la dent indique la portion qui, dans l'état frais, était déjà sortie de la gencive.

N° 3. — *Poulain de trois à six mois* : éruption des mitoyennes, bord buccal encore vierge, présentant une petite échancrure et arrivant à la hauteur du bord labial déjà un peu usé. Pinces rasées.

N° 4. — *Poulain d'un an* : éruption des coins arrivant au niveau des mitoyennes, mais encore vierges.

Rasement des mitoyennes, disparition du cône dentaire dans les pinces.

N° 5. — *Poulain de deux ans* : coins complé-

(1) Jusqu'alors les dents molaires ont été sans importance pour apprécier l'âge du cheval ; nous pensons qu'un examen attentif de la forme de la table de ces dents peut fournir d'utiles renseignements dans les cas douteux.

tement rasés, nivellement des mitoyennes, pinces commençant à déchausser.

N° 6. — *Poulain de deux ans à deux ans et demi :* pinces complétement déchaussées, apparition des dents de remplacement.

Mitoyennes et coins nivelés conservant à peine quelques traces du cornet dentaire.

N° 7. — *Mâchoire préparée* pour montrer comment le germe de la dent de remplacement, par son développement lent et progressif, use la dent de lait et prend sa place, en détruisant d'abord la table interne avec laquelle elle se trouve en rapport.

Aux pinces de remplacement nouvellement sorties, au bord buccal encore plus bas que le labial, à la persistance des mitoyennes et des coins, nous reconnaissons la mâchoire d'un poulain de trois ans.

N° 8. — *Mâchoire de trois ans :* pinces de poulain remplacées par les dents de cheval ; la table de la dent, quoique vierge, présente des traces d'un commencement d'usure sur le bord labial ; le bord buccal, tranchant, présente à son milieu une petite échancrure, indice de sa virginité.

Persistance des mitoyennes et des coins.

N° 9. — *Mâchoire de quatre ans :* remplacement des mitoyennes, bord buccal vierge encore plus bas que le bord labial, qui présente des traces d'usure.

Pinces commençant à raser, persistance des coins.

N° 10. — *Mâchoire de quatre ans et demi :* mitoyennes commençant à raser, pinces complétement rasées, chute des coins avec apparition des coins de remplacement.

N° 11. — *Mâchoire rajeunie, maquignonnée,* qu'on nous présente comme ayant quatre ans et demi, bien qu'elle n'ait pas encore trois ans.

Les coins en effet ont disparu, mais les dents qui doivent les remplacer ne se laissent point apercevoir.

Les mitoyennes sont complétement vierges, et ne s'atteignent point encore.

Le bord buccal des pinces présente encore les traces de la virginité ; à cet examen, nous reconnaissons un cheval de trois ans et demi, et qu'on veut nous donner pour quatre ans et demi.

N° 12. — *Cheval de cinq ans :* coins bien sortis, vierges aux bords labial et buccal.

Bord buccal plus bas que le labial.

Mitoyenne commençant à raser, bord buccal encore vierge présentant une petite échancrure.

Cône dentaire des pinces presque oblitéré, apparition des crochets.

N° 13. — *Cheval de six ans :* coins présentant un commencement d'usure sur le bord labial, bord buccal encore vierge arrivant au niveau du bord labial.

Cornet dentaire des mitoyennes presque oblitéré.

Cornet dentaire des pinces complétement oblitéré et plus rapproché du bord buccal de la dent que du bord labial.

Crochets encore vierges.

Cependant, la pointe de la dent, formée par une espèce de couvercle qui résulte de la réunion des éminences et des cannelures que l'on remarque à la face buccale du crochet, présente des traces d'usure.

N° 14. — *Cheval de sept ans :* le bord buccal des coins est rasé et usé ; le cône dentaire est encore profond ; les coins de la mâchoire supérieure ne sont pas en parfait rapport avec les coins de la mâchoire inférieure ; le cône dentaire des pinces est complétement oblitéré et très-rapproché du bord buccal de la dent ; aux mitoyennes le cône dentaire laisse voir une légère dépression ; la pointe des crochets a perdu sa fraîcheur, et présente des traces manifestes d'usure.

N° 15. — *Cheval de huit ans prenant :* cône dentaire des coins plus ou moins profond ; les coins supérieurs et inférieurs, n'étant pas complétement en rapport, s'usent inégalement, et laissent voir au bord postérieur des coins de la mâchoire supérieure, un prolongement que l'on est convenu d'appeler *queue d'hirondelle ;* pointe des crochets plus ou moins usée ; le cône dentaire aux pinces et aux mitoyennes est sans cavité et très-rapproché du bord postérieur ; la table des pinces et des mitoyennes ovale.

N° 16. — *Cheval de huit ans faits :* oblitération complète des cornets dentaires, des pinces, des mitoyennes et des coins; table des pinces et des mitoyennes ovale. Aux pinces, entre les restes du cornet dentaire et le bord antérieur, on remarque un commencement de cavité sous forme de bande jaunâtre : c'est l'*étoile radicale*, formée par la cavité dentaire que l'usure commence à atteindre ; la table de la mitoyenne est ovale ; queue d'hirondelle plus prononcée.

N° 17. — *Cheval de neuf ans* : cornet dentaire complétement disparu aux pinces, aux mitoyennes, aux coins ; émail central arrondi, ne formant plus, aux pinces et aux mitoyennes, qu'un point d'un très-petit volume et très-rapproché du bord postérieur. Aux coins, émail central sans cavité, plus ou moins triangulaire ; queue d'hirondelle à son maximum de développement.

N° 18. — *Dix ans* : table des pinces et des mitoyennes ARRONDIE, nivelée, émail central très-près du bord interne ; étoile radicale dentaire de plus en plus apparente aux pinces et aux mitoyennes. Il ne reste de l'émail central que quelques traces rudimentaires.

N° 19. — *Onze ans* : toutes les incisives sont *arrondies*, et ne portent plus qu'un rudiment d'émail central qui touche la face buccale de la table ; l'étoile radicale se montre à toutes les dents ; et le restant du cornet dentaire est plus petit dans les pinces que dans les mitoyennes.

N° 20. — *Douze ans* : les pinces et les coins n'offrent plus d'émail central, leur étoile dentaire se rapproche de la forme arrondie, les mitoyennes seulement présentent encore quelques traces de l'émail central formant un point arrondi très-petit et très-rapproché du bord postérieur.

N° 21. — *Treize à quatorze ans :* les pinces, les mitoyennes sont TRIANGULAIRES, les coins le deviennent, l'étoile dentaire s'arrondit, se trouve au milieu de la table ; les crochets dans le cheval sont très-usés. Sur ce numéro de notre collection, les crochets sont à peine apparents, cette mâchoire étant celle d'une jument (1).

N° 22. — *Quinze à seize ans :* TRIANGULARITÉ des pinces, des mitoyennes et des coins ; commencement de BIANGULARITÉ dans les pinces ; *l'étoile dentaire* forme sur toutes les tables un point arrondi et presque central.

N° 23. — *Dix-sept à dix-neuf ans :* rétrécissement du diamètre transversal, des pinces, des mitoyennes et des coins ; les pinces sont presque BIANGULAIRES, c'est-à-dire que les parties latérales du triangle s'allongent successivement.

N° 24. — *Vingt à vingt-cinq ans :* BIANGULARITÉ des pinces et des mitoyennes, *étoile dentaire* de plus en plus centrale, crochets de plus en plus usés, arrondis, ne gardant presque plus de traces à leur face buccale des éminences et des cannelures que nous avons signalées sur la mâchoire de six ans.

N° 25. — *Vingt-cinq à trente ans :* BIANGULARITÉ

____

(1) Les juments sont dépourvues de crochets, ou du moins elles n'en ont que des rudiments.

des trois dents de plus en plus prononcée; crochets de plus en plus mousses.

N° 26. — *Trente à quarante ans :* BIANGULARITÉ
des trois dents portée à sa dernière expression,
disparition de l'étoile dentaire; il ne reste dans la
gencive que la racine des dents, qui sont très-
rapprochées les unes des autres; une couche de
cément assez épaisse recouvre ces racines.

N° 27. — *Cheval bégu :* les trois dents arrondies, presque triangulaires, portent cependant
encore des restes très-apparents du cornet dentaire aux pinces, aux mitoyennes et aux coins;
cette persistance du cornet constitue ce qu'on
désigne sous le nom de *bégu.* Si, au lieu du cornet dentaire, l'émail dentaire seul sans cavité était
persistant, nous dirions que le cheval est *faux
bégu,* et selon que cette persistance existe à une à
deux ou à trois dents, on dit qu'il est bégu ou faux
bégu des pinces, des mitoyennes ou des coins (1).

N° 28. — *Mâchoire rajeunie,* maquignonnée,
qu'on veut nous faire prendre pour huit ans,
bien qu'elle en ait plus de onze.

En effet, nous remarquons sur les mitoyennes
et sur les coins quelque chose qui ressemble à un
reste de cône dentaire. Mais un examen plus at-

(1) Soit que certains chevaux aient l'émail des dents plus
dur que d'autres, soit que le frottement des dents d'une mâchoire sur l'autre s'exerce incomplétement, il n'est pas rare
que les incisives conservent une longueur démesurée, et que
le cornet dentaire reste plus ou moins complet, jusqu'à un
âge avancé.

tentif nous fait remarquer que les pinces, les mitoyennes et les coins sont arrondis; que l'émail central, s'il en existe encore, est petit, arrondi et très-près de la face buccale; que l'étoile dentaire apparaît sur les pinces et s'approche plus ou moins de la forme carrée, et que l'espèce d'enfoncement que l'on veut nous faire prendre pour un reste du cornet dentaire se trouve pratiqué dans la substance éburnée, au-devant de l'émail central, dont la dureté a résisté à l'instrument dont on s'est servi pour buriner la dent; alors nous reconnaissons la ruse, et nous disons que c'est un cheval de onze ou douze ans qu'on a voulu rajeunir.

N° 29. — *Tiqueur sur la pince* avec usure naturelle de la dent.

Le tic sans usure des dents ayant été classé par le législateur au nombre des vices rédhibitoires, il importe de savoir si l'usure de la dent est naturelle ou artificielle, si elle existait avant l'achat du cheval, ou si elle a été pratiquée après avec l'intention d'enlever à l'acheteur sa garantie. Le cas est-il ou n'est-il pas rédhibitoire?

Un examen attentif de l'usure de la dent tranche la question.

Dans le cas d'usure naturelle, l'émail forme au-dessus de la substance éburnée une espèce de rebord plus ou moins saillant, souvent plus appréciable au doigt qu'à l'œil, dû à l'inégalité de densité de l'émail et de l'ivoire qui constituent la dent.

N° 3o. — *Tiqueur sur la pince* avec usure artificielle de la dent; l'émail et la substance éburnée se trouvent au même niveau. Un examen attentif à la loupe nous fera peut-être reconnaître les empreintes de l'instrument qui a servi à pratiquer la fraude.

N° 31. — *Usure irrégulière des dents;* mâchoire inférieure marquant seize ans.

A la mâchoire supérieure, au contraire, les pinces et les mitoyennes ne sont usées que par leur face buccale; la face labiale de ces dents, ne se trouvant point en rapport avec les dents de la mâchoire inférieure et n'étant point exposée au frottement, s'est allongée sans s'user.

Nous avons cru devoir reproduire ce type comme pouvant servir à expliquer, 1° comment avec l'âge la dent est expulsée de l'alvéole, 2° comment l'usure qui résulte du frottement enlève à la table de la dent à peu près autant de substance qu'en donne l'expulsion progressive de la dent par les mâchoires, et 3° comment dans certains chevaux, soit que, par leur plus grande dureté, les dents résistent davantage au frottement, soit que ce frottement ne s'exerce qu'imparfaitement, les dents acquièrent une longueur démesurée, conservent le cornet dentaire jusqu'à un âge très-avancé, et présentent cette particularité que l'on désigne sous le nom de *bégu* de toutes les dents.

RÉSUMÉ.

Il semblerait, d'après ces données, que, pour apprécier l'âge du cheval, il suffit de fixer son attention,

Depuis la naissance jusqu'à cinq ans, sur l'ordre dans lequel se fait l'éruption des dents de lait ou des dents de remplacement ;

De cinq à neuf ans, sur le rasement et le nivellement des dents, sur la forme plus ou moins *ovale* de la table ;

De neuf à douze ans, sur les changements de forme et la disposition de l'émail central, sur le plus ou moins de *rotondité* de la table ;

De treize à dix-neuf, sur le changement de forme et de position de l'étoile radicale, et sur l'ordre dans lequel s'établit la *triangularité* de chaque dent ;

De vingt ans jusqu'à l'âge le plus avancé, sur l'ordre dans lequel se fait l'aplatissement, la *biangularité*; sur le plus ou moins de biangularité et sur la disparition de l'étoile radicale.

Malgré l'importance que nous attachons à chacun de ces caractères, nous disons avec le général Jacquemin, homme de grande expérience, et avec tous les maîtres, que, pour reconnaître l'âge, il ne faut pas s'attacher exclusivement à un seul des renseignements qui viennent d'être énumérés ; qu'il faut les consulter tous, et nous ajoutons que le moyen le plus sûr d'accoutumer l'œil à saisir,

dans une courte et rapide inspection, ces diffé-
rences si délicates et parfois presque insensibles
qui doivent servir de base à notre jugement,
serait d'avoir constamment à notre disposition une
collection de mâchoires naturelles de tous les àges,
collection difficile à se procurer, à laquelle nous
avons tâché de suppléer par notre collection artificielle d'anatomie clastique.

AGE DU BOEUF.

MACHOIRES DU BOEUF ACCUSANT NETTEMENT L'AGE
AUX DIFFÉRENTES ÉPOQUES DE LA VIE.

Collection composée de quatorze bouts de mâchoire inférieure.

N° 1. — *Mâchoire d'un très-jeune veau* dont les incisives n'ont encore subi aucune altération : chaque dent représente un petit éventail terminé par un bord tranchant. *a*, pinces; *b*, premières mitoyennes; *c*, secondes mitoyennes; *d*, coins.

N° 2. — *Veau de six à huit mois.* — Rasement des pinces. — L'émail du bord tranchant, usé, laisse voir la substance éburnée qui en forme la partie centrale. — La racine des pinces commence à déchausser. — Les secondes mitoyennes présentent de faibles traces d'usure.

N° 3. — *Mâchoire d'un an.* — Rasement des pinces et des premières mitoyennes. — Usure plus ou moins avancée des secondes mitoyennes et des coins. — Pinces et premières mitoyennes déchaussées.

N° 4. — *Mâchoire de deux ans.* — Pinces d'adulte dirigées de travers, chevauchant l'une sur l'autre, et remplaçant les pinces de lait. — Premières mitoyennes déchaussées branlantes.

N° 5 — *Mâchoire de trois ans.* — Remplacement des deux premières mitoyennes. — Redressement des pinces et commencement d'usure du bord tranchant. — Secondes mitoyennes et coins déchaussés, ébranlés.

N° 6. — *Mâchoire de quatre ans.* — Remplacement des secondes mitoyennes. — Usure des pinces et des premières mitoyennes.

N° 7. — *Mâchoire de cinq ans.* — Remplacement des coins. — Usure des pinces des premières et secondes mitoyennes. — Redressement de toutes les dents, c'est-à-dire que chaque dent dont l'éruption se fait généralement de travers s'est alignée, et a donné à l'arcade dentaire une régularité que l'on appelle le *rond*.

N° 8. — *Mâchoire de six ans.* — Commencement d'usure aux coins. — *Rasement* des pinces. — L'arcade dentaire, ainsi déprimée à son centre, ne forme plus un rond parfait. — Pinces commençant à déchausser. — Collet de la première mitoyenne allongé.

N° 9. — *Mâchoire de sept ans.* — Pinces complétement rasées. — Premières mitoyennes presque rasées, la racine commençant à déchausser. — Bord tranchant des secondes mitoyennes commençant à raser.

N° 10. — *Mâchoire de huit ans.* — Pinces usées, déprimées; table de la dent presque nivelée; racine déchaussée; face buccale usée aux deux tiers. — Rasement complet des premières mitoyennes; secondes mitoyennes commençant à raser.

N° 11. — *Mâchoire de neuf ans.* — Rasement des coins. — Pinces plus que rasées, c'est-à-dire que la table commence à devenir concave. — Rasement des premières moyennes. — Déchaussement des pinces, des premières et secondes mitoyennes. — Collet des coins bien apparent.

N° 12. — *Mâchoire de dix ans.* — Nivellement des coins et de toutes les dents. — On dit que l'arcade dentaire arrive *au ras.* — Table des pinces, des mitoyennes, presque quadrilatère, déprimée au centre. — Étoile dentaire carrée aux pinces et aux mitoyennes, avec bordure blanche.

N° 13. — *Mâchoire vieille.* — A toutes les dents il ne reste qu'une petite portion de la couronne, et à la face labiale seulement. — La table, considérablement diminuée de largeur, a presque disparu. — Racines déchaussées, écartées les unes des autres, plus ou moins branlantes.

N° 14. — *Mâchoire très-vieille.* — Les dents ne présentent que des tronçons de racines, de véritables chicots branlants éloignés les uns des autres, affectant une forme plus ou moins triangulaire aux pinces d'abord, et successivement aux autres dents.

Paris. — Typographie de Firmin Didot frères, rue Jacob, 56.